Dieta Vegana

Libro De Cocina Con Recetas Para Mantenerse Esbelto Y Perder Peso

Rufino Angulo

Publicado Por Jason Thawne

© **Rufino Angulo**

Todos los derechos reservados

Dieta Vegana: Libro De Cocina Con Recetas Para Mantenerse Esbelto Y Perder Peso

ISBN 978-1-989749-29-6

Este documento está orientado a proporcionar información exacta y confiable con respecto al tema y asunto que trata. La publicación se vende con la idea de que el editor no esté obligado a prestar contabilidad, permitida oficialmente, u otros servicios cualificados. Si se necesita asesoramiento, legal o profesional, debería solicitar a una persona con experiencia en la profesión.

Desde una Declaración de Principios aceptada y aprobada tanto por un comité de la American Bar Association (el Colegio de Abogados de Estados Unidos) como por un comité de editores y asociaciones.

No se permite la reproducción, duplicado o transmisión de cualquier parte de este documento en cualquier medio electrónico o formato impreso. Se prohíbe de forma estricta la grabación de esta publicación así como tampoco se permite cualquier almacenamiento de este documento sin permiso escrito del editor. Todos los derechos reservados.

Se establece que la información que contiene este documento es veraz y coherente, ya que cualquier responsabilidad, en términos de falta de atención o de otro tipo, por el uso o abuso de cualquier política, proceso o dirección contenida en este documento será responsabilidad exclusiva y absoluta del lector receptor. Bajo ninguna circunstancia se hará responsable o culpable de forma legal al editor por cualquier reparación, daños o pérdida monetaria debido a la información aquí contenida, ya sea de forma directa o indirectamente.

Los respectivos autores son propietarios de todos los derechos de autor que no están en posesión del editor.

La información aquí contenida se ofrece únicamente con fines informativos y, como tal, es universal. La presentación de la información se realiza sin contrato ni ningún tipo de garantía.

Las marcas registradas utilizadas son sin ningún tipo de consentimiento y la publicación de la marca registrada es sin el permiso o respaldo del propietario de esta. Todas las marcas registradas y demás marcas incluidas en este libro son solo para fines de aclaración y son propiedad de los mismos propietarios, no están afiliadas a este documento.

TABLA DE CONTENIDO

Parte 1 1

Capítulo 1: Recetas De Pan Y Muffin Veganos. 2

Pan Integral De Avena. 2

Pan De Chocolate Y Calabacín. 3

Muffins De Calabaza Con Chispas De Chocolate. 5

Muffins De Compota De Manzana. 6

Muffins De Calabacín Y Arándanos Azules. 7

Pan De Grano Entero. 8

Pan De Banana Nuez. 9

Pan De Pasas Y Trigo Entero. 11

Muffins De Frambuesa Y Naranja. 12

Muffins De Arándano Agrio. 13

Muffins De Manzana Y Canela. 15

Muffins De Banana Y Coco. 17

Muffins De Fresa. 18

Muffins De Zanahoria Y Manzana. 19

Muffins De Banana. 21

Muffins De Calabaza Y Compota De Manzana. 22

Muffins De Fresa Y Compota De Manzana. 24

Capítulo 2: Recetas De Pasteles Veganos. 26

Cuadritos De Limón. 26

    Corteza: 26
    Relleno: 26

Cheesecake Vegano. 27
   CORTEZA: 27
   RELLENO: 28

Brownies De Chocolate Veganos. 29

Cheesecake De Chocolate Vegano. 30

Pastel De Manzana. 32

Cheesecake De Banana. 33

Pastel De Limón Y Coco. 34

Pastel De Banana Y Chocolate. 36

Pastel Cremoso De Mantequilla De Maní. 38
   RELLENO: 38

Pastel De Chocolate Y Frambuesa. 38

Cheesecake De Nuez Pecan. 41

Pastel De Vainilla. 42

Pastel De Zanahoria. 43

Pastel De Especias. 44

Capítulo 3: Recetas De Galletas Veganas. 46

Galletas De Banana Y Arándano Agrio. 46

Galletas Con Chispas De Chocolate. 47

Galletas De Jengibre. 48

Galletas De Té Verde. 49

Bolas De Mantequilla De Maní. 51

Galletas De Pasas. 51

Galletas De Calabaza Y Chispas De Chocolate. .. 53

Galletas De Mantequilla De Maní. 54

- Parte 2 56
- Introducción 57
- Barras De Limón 57
- Tarta De Limón 59
- Cheesecake Vegano 60
- Brownies De Chocolate Fudge Veganos 61
- Cheesecake Vegano De Chocolate 62
- Pastel De Plátano Y Chocolate 63
- Tarta De Mantequilla De Maní 64
- Cheesecake De Fresas 65
- Pastel De Limón 66
- Galletas De Arándanos Y Plátano 67
- Pastel Vegano De Vainilla 69
- Galletas De Chips De Chocolate 70
  - INGREDIENTES 70
- Pastel De Zanahoria 71
- Pastel De Arándanos Y Compota De Manzana .. 72
- Galletas De Avena 73
- Galletas De Mantequilla De Maní 75
- Tarta De Manzana 76
- Pastel De Limón Y Coco 77
- Galletas De Chocolate Y Calabaza 79
- Cheesecake De Calabaza 80
- Galleta De Jengibre 82
- Galletas De Té Verde 83

Bolas De Mantequilla De Maní 85
Pastel De Plátano 85
Galletas De Manzana Con Especias 87
Galletas Fáciles De Plátano Y Dátiles 88
Pastel De Especias 89
Galletas De Avena Y Pasas 91
Galletas Veganas De Limón 92
Cheesecake De Pecanas 93
Galletas De Coco Y Plátano 95
Pastel De Limón 96
Pastel Helado De Chocolate Y Frambuesas 97
Galletas De Melaza 100

Parte 1

Capítulo 1: Recetas de pan y muffin veganos.

Pan integral de avena.

Ingredientes.
2-1/2 Tazas de harina de trigo integral.
1 tazade avena.
3/4 taza de germen de trigo.
2 cucharaditas de azúcar.
2 cucharaditas de polvo de hornear.
1 1/2 cucharaditas de sal.
1 cucharadita de bicarbonato de sodio.
1 ½ tazas de leche de soya.
Sustituto de huevo (equivalente a 2 huevos).
2 cucharadasde aceite de oliva.

Preparación.
Mezcle todos los ingredientes secos en un *bowl*mediano,harina, avena, germen de trigo, azúcar, polvo de hornear, sal y bicarbonato de sodio. Haz un pozo en medio de los ingredientes secos.

En el pozo, agregue la leche, huevos, y

aceite de oliva; mezcle bien la masa. Si la mezcla está demasiado densa, agregue un poco más de leche de ser necesario.

Agregue la masa en un molde de pan engrasadoy alise la parte superior. Realice dos cortes en diagonal en la parte superior del pan.

Hornee a 425°F (218°C aprox.) durante 15 minutos. Reduzca la temperatura a 375°F (191°C aprox.) y hornee por otros 40 minutos.

Saque del horno y compruebe si está listo. Para comprobar que el pan está listo, de golpecitos en el fondo, debe oír un sonido hueco. O introduzca una brocheta al medio de la barra de pan y compruebe que esta salga limpia. Si no está listo, hornee por otros pocos minutos y vuelva a comprobar.

Pan de chocolate y calabacín.

Ingredientes.
5 cucharadas de linaza molida + 10 cucharadas de agua.
3 tazas de harina.

1/4 taza de cacao en polvo.
1 cucharada de canela.
1 cucharada de bicarbonato de sodio.
1/2 cucharada de polvo de hornear.
1 cucharadita de sal.
2 tazas de azúcar.
1 taza de aceite vegetal.
2/3 taza de leche de soya.
1 cucharadita de vainilla.
2 tazas de calabacín, rallado.
1 taza de chispas de chocolate semidulce veganas.
1 taza de nueces picadas, opcional.

Preparación.
Precaliente el horno a 350°F (177°C aprox.). Rocíe dos moldes de pan de 9x5 pulgadas con aerosol antiadherente. Para hacer huevos de linaza, meta al microondas la linaza molida y el agua durante 30 segundos, revuelva, meta al microondas otros 30 segundos y revuelva nuevamente.

Combine todos los ingredientes secos en un *bowl* grande y mézclelos bien. Añada aceite vegetal, y use un tenedor para revolver. Estará seco, pero intente revolver lo mejor posible. Luego agregue los huevos de linaza. Continúe mezclando.

Agregue leche y vainilla, revuelva hasta que esté bien mezclado. Agregue el calabacín, las chispas de chocolatey las nueces (si decidió usarlas) y mézclelas. La mezcla debe tener una consistencia agradable y suave; de aspecto húmedo.

Agregue la mezcla con una cuchara a los moldes preparados. Hornee entre 55 a 60 minutos. Deje enfriar en los moldes durante 10 minutos, luego sáquelos y déjelos enfriar por completo.

Muffins de calabaza con chispas de chocolate.

Ingredientes.
3/4 taza de azúcar.
1/4 taza de aceite de canola.
Sustituto de huevo (equivalente a 2 huevos), preparados.
3/4 taza de calabaza en lata.
1/4 taza de agua.

1-1/2 taza de harina.
3/4 cucharadita de polvo de hornear.
1/2 cucharadita de bicarbonato de sodio.
1/2 cucharadita de canela molida.
1/4 cucharadita de sal.
1/2 taza de chispas de chocolate veganas.

Preparación.
Precalentar el horno a 400°F (204°C aprox.). Engrase y empolve con harina el molde para muffins o utilice papel de cocina.

Mezcle el azúcar, el aceite y el sustituto de huevo en un *bowl*. Añada la calabaza y agua.

Mezcle harina, bicarbonato de sodio, canela y sal en un *bowl* aparte. Añada la mezcla húmeda e incorpore las chispas de chocolate.

Llene 2/3 de los moldes de muffin con la masa y hornee de entre 20 a 25 minutos.

Muffins de compota de manzana.

Ingredientes.

1 taza de harina de trigo integral.
1 taza de avena.
2 cucharaditas de polvo de hornear.
1 cucharadita de canela.
Algunas pizcas de clavo molido.
1/2 taza de nueces picadas.
1/2 taza de pasas.
Sustituto de huevo (equivalente a 2 huevos).
3/4 taza de compota de manzana.

Preparación.
Mezcle los ingredientes secos. Agregue la compota de manzana y revuelva hasta que tome una buena consistencia, entonces añada el sustituto de huevo y revuelva otra vez.

Transfiera la mezcla a moldes para muffins (antiadherentes) y hornee a 375°F (191°C aprox.) durante 25 minutos o hasta que esté listo.

Muffins de calabacín y arándanos azules.

Ingredientes.

1 3/4 tazas de harina.
2 cucharaditas de polvo de hornear.
1/2 de cucharadita de pimienta inglesa (pimienta dulce).
1/4 de cucharadita de sal.
1/3 de taza de azúcar.
1 cucharadita de extracto de vainilla.
1/2 de banana, molida.
3/4 de taza de puré de calabacín.
1/4 de taza de compota de manzana sin endulzantes.
1 taza de arándanos azules frescos.
1 cucharada de agua.

Preparación.
Combine los ingredientes húmedos y secos de forma separada. Mézclelos y añada los arándanos azules.

Agregue la mezcla a un molde para muffin y rocíelo con *spray* de cocina. Hornee a 400°F (204°C) durante 15 minutos.

Pan de grano entero.

Ingredientes.
1 taza de agua.

1/3 taza de leche de soya sabor vainilla.
1 1/2 cucharada de margarina.
1/3 taza de melaza.
1 1/2 tazas de harina de grano entero.
1 1/2 tazas de copos de avena.
1/2 taza de harina blanca.
1 cucharadita de sal.
1 pizca de canela.
1/4 taza de semillas de girasol (maravilla).
1/2 cucharadita de cáscara de naranja.
1 1/2 cucharaditas de levadura seca activa.

Preparación.
Ponga todos los ingredientes en la máquina para hacer pan en el orden indicado por el fabricante.Seleccione la configuración básica para una corteza ligera.

Pan de banana nuez.

Ingredientes.
2 tazas de calabacín crudo, rallado.
3/4 taza de banana molida.
1 taza de azúcar.
3 cucharadas de linaza molida + 8

cucharadas de agua (reemplaza al huevo).
2 cucharadas de aceite vegetal.
3 cucharadas de vainilla.
3 tazas de harina.
1 cucharadita de sal.
1 cucharadita de polvo de hornear.
3 cucharaditas de canela.
1/3 taza de nuez molida.

Preparación.
Precalentar el horno a 325°F (163°C). Aceitar dos moldes para pan de 9x5x3 pulgadaso rociar con *spray* de cocina.

Bata la linaza molida con el agua en un *bowl* pequeño.En un *bowl* grande, mezcle harina, sal, polvo de hornear y canela.

Agregue la mezcla de linaza, calabacín, azúcar, banana, aceite y vainilla. Mezcle justo hasta que esté combinado. Añada nueces.
 Vierta la mitad de la mezcla en cada uno de los moldes. Hornee alrededor de 1 hora, o hasta que un mondadientes salga limpio de en medio del pan.

Pan de pasas y trigo entero.

Ingredientes.
6 tazas de harina de trigo entero.
1/3 taza de azúcar morena.
1 cucharada de sal.
5 cucharaditas de levadura seca.
3 1/4 tazas de agua tibia.
2/3 taza de pasas o dátiles.

Preparación.
En un *bowl* grande mezcle todos los ingredientes secos. Agregue agua y bata la mezcla para hacer una masa espesa de buena apariencia.

Vierta la masa en 2 moldes de pan engrasados y alise la parte superior. Cubra los moldes con una envoltura de plástico engrasada y permita que suba hasta que duplique el volumen original. Hornee a 400°F (204°C) durante aproximadamente 45 minutos o hasta comprobar que un mondadientes salga limpio.

Muffins de frambuesa y naranja.

Ingredientes.
7 1/2 cucharadas de agua.
3 cucharadas de harina de linaza.
1/3 taza de frambuesa congelada, desmenuzada.
1/2 taza de jarabe de arce.
1/3 naranja, rallada y en jugo.
3 cucharadas de aceite de coco, derretido.
1 cucharadita de extracto de vainilla.
2/3 taza de mezcla para hornear multipropósito sin gluten.
2/3 taza de harina de avena sin gluten.
1 cucharadita de bicarbonato de sodio.
1 cucharadita de polvo de hornear.
1 cucharadita de goma de xantano.
1/4 cucharadita de sal.
Spray de cocina.

Preparación.
Precalentar horno a 350°F (175°C aprox.). Engrasar un molde de muffin con *spray* de cocina.

Bata el agua y la harina de linaza en un

bowl pequeño para hacer los huevos de linaza. Deje reposar hasta que espese, unos 5 minutos.

Deposite la frambuesa en un pocillo para microondas. Caliente en el microondas hasta que se descongele, 10 a 15 segundos. Añada los huevos de linaza, jarabe de arce, ralladura de naranja, jugo de naranja, aceite de coco y extracto de vainilla.

Bata la mezcla para hornear, la harina de avena, bicarbonato de sodio, polvo de hornear, la goma de xantano y sal en un tazón. Agregue la mezcla de frambuesa; mezcle rápido con un mezquino hasta que la masa esté combinada.

Coloque la masa en el molde para muffins y llene 3/4 de cada taza. Hornee hasta que esté dorado, unos 15 minutos.

Muffins de arándano agrio.

Ingredientes.
2 tazas de harina.
1 taza de nueces picadas.

1/4 taza de azúcar.
4 cucharaditas de polvo de hornear.
1/4 cucharadita de canela.
1/4 cucharadita de nuez moscada.
1-1/2 taza de leche sin lactosa, con vainilla.
2 sustituto de huevo, preparado.
1/3 taza de aceite de oliva.
1 cucharadita de cáscara de limón rallada (opcional).
3 tazas de hojuelas de salvado veganas.
1 taza de arándano agrio, frescos o congelados o secos.
Pizca de sal.

Preparación.
Precalentar el horno a 400°F (204°C aprox.). Engrase ligeramente el molde para muffins.

En un *bowl*, mezcle todos los ingredientes secos excepto por las hojuelas de salvado.

En otro *bowl*, mezcle todos los ingredientes húmedos. Añada las hojuelas de salvado en los ingredientes húmedos. Deje reposar unos minutos.

Agregue los ingredientes húmedos a los ingredientes secos, revuelva hasta que se humedezca. Añada los arándanos agrios enteros.

Hornee a 400°F (204°C aprox.) de 23 a 25 minutos.

Muffins de manzana y canela.

Ingredientes.
1/2 taza de harina sin blanquear.
3/4 taza de harina de grano entero.
1 1/2 cucharadita de canela.
1 cucharadita de polvo de hornear.
1/2 cucharadita de bicarbonato de sodio.
1 taza de leche de soya.
1 paquete de avena instantánea regular.
1/2 taza de salvado de avena.
1/4 taza de cristales de jarabe de arce (o sustituto de azúcar morena).
2 cucharada de aceite de canola.
1/4 taza de compota de manzana sin endulzante.
1 1/2 tazas de manzana sin piel, picada o rallada.

Preparación.

Cubra 12 moldes de muffin con *spray* antiadherente y apártelo. Precaliente el horno a 350°F (177°C aprox.)

En un *bowl* mediano mezcle harina, canela, polvo de hornear y bicarbonato de sodio.

Pele las manzanas. Puede picarlas o molerlas con un rallador. En un *bowl* grande bata la leche de soya, harina de avena, salvado de avena, cristales de arce, aceite y compota de manzana, todo junto.

Agregue la mezcla de harina (tazón mediano) a la mezcla líquida. Tenga cuidado de no mezclar mucho. Añada la manzana, vierta la masa en moldes para muffin y hornee a 400°F (204°C aprox.) durante 20 minutos. Utilice un mondadientes para comprobar si está listo.

Saque los muffins, déjelos enfriar por 5 minutos.

Muffins de banana y coco.

Ingredientes.
1/2 taza de avena.
1 taza de harina multipropósito.
1/2 taza de harina de trigo entero.
1 1/2 cucharaditas de polvo de hornear.
1/2 cucharadita de bicarbonato de sodio.
1 1/2 cucharaditas de canela.
1 1/2 tazas de puré de banana.
1 taza de azúcar.
7/8 taza de aceite de cocina.
1/4 taza de leche de coco.
3/4 taza de coco rallado (endulzado).
1 cucharadita de extracto de vainilla.
Reemplazo equivalente a 2 huevos.

Preparación.
Precalentar horno a 350°F (177°C aprox.). Muela la avena para que quede lo suficiente fina pero que queden algunas hojuelas enteras.

Ponga todos los ingredientes secos (excepto el azúcar) in un *bowl* de tamaño mediano. En otro *bowl*, mezcle todos los ingredientes húmedos y el azúcar.

Mezcle los ingredientes secos y húmedos. Engrase ligeramente la bandeja de muffins a muffin y llene 3/4 partes de cada molde con la mezcla.

Póngalos en el horno de entre 25 a 30 minutos.

Muffins de fresa.

Ingredientes.
3 cucharadas de sustituto de huevo en polvo.
1/4 taza de agua.
1 taza de azúcar de caña evaporada.
1 taza de harina de trigo entero.
1 cucharadita de bicarbonato de sodio.
1 – 6 onza de yogur de leche de coco con sabor a arándanos.
1 cucharada de vainilla.
1 cucharada de leche de almendras.
6 fresas rebanadas.
1 taza de granola de arándanos.

Preparación.

Precalentar horno a 350°F (177°C) Prepare un molde de muffins con 8 forros.

Mezcle agua y el sustituto de huevos en un *bowl* pequeño. En un *bowl* grande, combine azúcar, harina y bicarbonato de sodio. En un *bowl* aparte, combine yogurt, vainilla, y leche de almendras. Agregue todos los ingredientes húmedos a un *bowl* seco y revuelva hasta que estén mezclados y luego con cuidado ponga las fresas.

Divida la masa en los 8 forros. Cubra cada muffin con granola de arándano. Hornee por 22 minutos o hasta que está listo.

Muffins de zanahoria y manzana.

Ingredientes.
2 1/2 cucharadas de semillas de linaza molida.
7 cucharadas de agua caliente.
1/3 taza de aceite de canola.
2/3 taza de leche sin lactosa.
2 cucharaditas de extracto de vainilla.
2/3 taza de azúcar morena.
2 taza de zanahoria, pelada y rallada.

1 manzana grande, sin pelar y rallada.
1/2 taza de pasas.
1/2 taza de hojuelas de coco seco cup.
1/2 taza de nueces.
1 taza de harina multipropósito.
1 taza de harina de trigo entero.
2 cucharaditas de bicarbonato de sodio.
2 cucharaditas de canela.
1/2 cucharadita de sal.

Preparación.
Precalentar horno a 350°F (177°C aprox.) y forrar un molde para muffin. En un *bowl* pequeño, bata las semillas de linaza molida y agua caliente para crear un sustituto del huevo. Apártelo.

Ponga la zanahoria y la manzana dentro de un procesador de comida hasta que esté picado en piezas finas. Pero que no parezca puré.

En un *bowl* para mezclar grande, mezcla todos los ingredientes húmedos, azúcar, zanahoria y manzana. Incorpore los ingredientes restantes y mezcle cuidadosamente hasta que sea una mezcla homogénea. Intente no mezclar demasiado.

Vierta en los moldes para muffin previamente preparado. Llena de acuerdo con lo grande que quieres que sean tus muffins. Hornee por 25 minutos. Dejar enfriar por completo antes de servir.

Muffins de banana.

Ingredientes.
1 1/2 tazas de harina.
1/3 taza de margarina.
1/2 taza de azúcar.
1 cucharadita de bicarbonato de sodio.
1 cucharadita de polvo de hornear.
1/2 cucharadita de sal.
3 puré de bananas.
Sustituto de huevo (equivalente a 1 huevo).

Preparación.
Mezcle bien todos los ingredientes en un *bowl* mediano. Vierta la mezcla en los moldes para muffins, hornee a 375°F

(191°C aprox.) de entre 20 a 25 minutos.

Muffins de calabaza y compota de manzana.

Ingredientes.
2 tazas de harina multipropósito.
1 taza de azúcar morena.
1/2 taza de azúcar blanca.
1/2 taza de harina de trigo entero.
4 cucharaditas de bicarbonato de sodio.
2 cucharaditas de canela molida.
2 cucharaditas de pimienta inglesa molida (pimienta dulce).
2 cucharaditas de sal.
1 cucharadita de polvo de hornear.
2 tazas de puré de calabaza en lata.
2 manzanas grandes – peladas, sin centro y rallada.
2 cucharadas de sustituto de huevo seco vegano.
1 1/4 tazas de compota de manzana.
1/4 taza de aceite vegetal.
Spray de cocina.

Preparación.
Precalentar a 375°F (191°C aprox.).

Engrase 2 moldes para muffin con *spray* de cocina.

Combine harina multipropósito, azúcar morena, azúcar blanca, harina de trigo entero, bicarbonato de sodio, canela, pimienta inglesa, sal y polvo de hornear en un *bowl* grande.Mezcle el puré de calabaza y manzanas.

Vierta el sustituto de huevo en un *bowl*. Agregue la compota de manzana de forma gradual para evitar grumos. Añada aceite. Agregue harina a la mezcla; mezcle bien hasta que la masa se vea homogénea.

Vierta la mezcla in los moldes engrasados, llene cada uno casi por completo.

Hornee en el horno precalentado hasta que un mondadientes salga limpio luego de insertarlo en el centro, unos 25 minutos. Enfríe in el molde durante 5 minutos, páselo a una rejilla hasta enfriar por completo.

Muffins de fresa y compota de manzana.

Ingredientes.
2 tazas de leche de soya.
3/4 taza de compota de manzana sin endulzante.
2 cucharadas de vinagre blanco.
4 cucharaditas de extracto de vainilla.
2 1/2 tazas de harina de trigo entero blanca.
2 tazas de azúcar morena.
1 taza de harina integral.
1 taza de copos de avena
2 cucharaditas de bicarbonato de sodio.
1 cucharadita de sal.
1 taza de fresas picadas.
Spray de cocina.

Preparación.
Precalentar horno a 350°F (177°C aprox.). Engrase dos moldes para muffin con spray de cocina.

Mezcle la leche de soya, compota de manzana, vinagre y extracto de vainilla. Todo en un *bowl*.

Colar la harina blanca y la harina integral juntas en un *bowl* aparte. Agregue avena, bicarbonato de sodio y sal en un *bowl* aparte. Mezcle con leche de soya hasta crear una mezcla homogénea. Deje reposar la masa durante 5 minutos.

Introduzca las fresas a la masa. Llene 2/3 de los moldes con la masa.

Hornee en el horno precalentado hasta que la superficie de los muffins esté dorada y los bordes salgan de los moldes, de 30 a 40 minutos.

Capítulo 2: Recetas de pasteles veganos.

Cuadritos de limón.

Ingredientes.

Corteza:

1 taza de harina multipropósito.
5 cucharadas de margarina.
1/4 taza de azúcar granulada.

Relleno:

sustituto para 3 huevos.
3/4 taza de azúcar granulada.
3 cucharadas de harina multipropósito.
1 cucharadita de vainilla real.
1/2 cucharaditas de polvo de hornear.
1/8 cucharadita de sal.
2 limones, ralladura y jugo.
Azúcar flor(opcional).

Preparación.
Precalentar horno a 350°F (177°C aprox.).
Para hacer la corteza:

En un *bowl*, combine los ingredientes para la corteza y aplana la mezcla en un molde de 8x8 pulgadas. Hornee por 15 minutos.

Para hacer el relleno:

Mientras se hornea la corteza, bata el sustituto de huevo en un *bowl* hasta que esté espumoso. Agregue el resto de los ingredientes para el relleno y mezcle todo. Vierta sobre la corteza y hornee durante 20 minutos, o hasta que esté listo.

Deje enfriar antes de servir.

Cheesecake Vegano.

Ingredientes.

Corteza:

18 galletas integrales veganas u otras galletas, molidas.
1/2 taza de aceite de canola.
1 cucharada de harina multipropósito.
1 cucharada de agave o jarabe de arce.

Relleno:

1 paquete de 10 onzas o 300g de tofu sedoso, suave para evitar el exceso de agua.
2/3 taza de anacardos crudos (remojar durante una noche, luego escurrir).
1 cucharada de jugo de limón.
2 cucharaditas de aceite de canola.
1/3 taza de azúcar cruda u otro endulzante.
3-1/2 cucharaditas de sustituto de huevo (sin agua añadida).
1/2 cucharadita de extracto de vainilla.
1/2 cucharadita de sal.

Preparación.

Para hacer la corteza:

Combine todos los ingredientes para la corteza en un *bowl* grande. Mezclar hasta que sea homogéneo, aplastar en un molde para pai.

Para hacer el relleno:

Combine los anacardos empapados, tofu

sedoso, aceite de canola, y jugo de limónen una juguera; Bata hasta que sea una mezcla completamente homogénea y cremosa.

Transfiera la mezcla a un *bowl* y vierta allí azúcar, sustituto de huevo, vainilla y sal hasta que se disuelvan por completo. Asegúrese de que no existan grumos o pelotones de azúcar. Con cuidado vierta la mezcla en la corteza utilizando una cuchara.

Hornee a 375°F (191°C aprox.) entre 25a 30 minutos, hasta que esté listo. Quite del horno y deje enfriar.

Colóquelo en la nevera por al menos 4 horas hasta que se enfrié por completo.

Brownies de chocolate veganos.

Ingredientes.
1/4 taza de aceite de canola.
1/3 taza de agua.
1 taza de azúcar orgánica.
1 taza de harina orgánica sin blanquear.

1 cucharada de semillas de lino molidas.
1/3 taza de cocoa en polvo sin endulzante.
1/2 cucharadita de polvo de hornear.
1/4 cucharadita de sal.

Preparación.
Precalentar horno a 350°F (191°C aprox.). Mezcle los ingredientes húmedos en un *bowl* grande, luego agregue los ingredientes secos y mezcle. No mezcle demasiado.
Métalo al horno y hornee durante 20 a 25 minutos.

Cheesecake de chocolate vegano.

Ingredientes.
1 paquete de 12 onzas (340g) de tofu sedoso.
1 8 onzas (226g) de queso crema vegano.
3/4 taza de azúcar.
1 paquete de 12 onzas (340g) de chispas de chocolate vegano.
3 cucharadas de jarabe de arce.
1 corteza de pai de galletas integral vegana.

Preparación.

En una juguera, batir el tofu hasta que esté terso. Con una batidora en un *bowl* mediano, combine azúcar vegana, queso crema y dos cucharadas de tofu preparado, y bata hasta que sea homogéneo.

Añada la mezcla de queso crema al tofu restante en la juguera y bata nuevamente hasta conseguir una mezcla homogénea.

Derrita las chispas de chocolate a baño maría, o en microondas. Agregue las chispas derretidas en la juguera, bata hasta que el chocolate se mezcle, esto puede requerir que se remueva constantemente. Luego de que las chispas y la mezcla estén bien batidas, agregue jarabe de arce y bata 30 segundos más.

Vierta la mezcla en la corteza de pai hasta llenarla y métalo al refrigerador hasta que esté listo.

Pastel de manzana.

Ingredientes.
1 taza de harina.
1 taza de sémola.
1 taza de azúcar.
1 cucharaditas de polvo de hornear.
1 taza de margarina vegana, derretida.
5 manzanas grandes o de 8 a 10 pequeñas.

Preparación.
Precalentar horno a 375°F (191°C).

Mezcle harina, azúcar, sémola y polvo de hornear en un *bowl*. Pele y ralle las manzanas en un *bowl* aparte. Derrita la margarina.

Rocíe un plato de hornear con *spray* de cocina o frote con margarina. Esparza un tercio de la mezcla seca, cubra con un tercio de las manzanas, repita.

Vierta la margarina derretida en la parte superior, y hornee durante una hora.

Cheesecake de banana.

Ingredientes.
4 galletas veganas de trigo.
2 cucharaditas de aceite vegetal.
2 paquete de 12 onzas (340g) de tofu sedoso firme.
2 plátanos maduros medianos (no demasiado maduros).
1/4 taza o 1/2 tazade azúcar morena, para sabor.
1/4 taza de leche sin lactosa.
1 cucharadita de canela molida (opcional).
1 cucharada de vainilla.
Pizca de sal de mar.
Canela a gusto, para decorar.
Azúcar morena a gusto, para decorar.

Preparación.
Precalentar horno a 350°F (177°C aprox.). En un procesador de comida o en una juguera, pulverice las galletas. Engrase un molde de vidrio o cerámica de 10x10 pulgadas (al menos 4 pulgadas de altura) con una cucharadita de aceite. Cubra el molde con las galletas pulverizadas y vierta

otra cucharadita de aceite sobre las galletas.

En un procesador de comida o juguera, bata todos los demás ingredientes (excepto los decorativos) hasta crear una mezcla homogénea, de ser necesario haga pausas para evitar que la masa suba por los bordes
Con una cuchara grande, vierta el relleno sobre el polvo de galletas teniendo cuidado de no removerlas. Alise la parte superior y espolvoree con azúcar morena y canela.

Hornee por una hora hasta que se vea café por los bordes. Quite del horno y enfríe por completo.

Pastel de limón y coco.

Ingredientes
20 onzas de azúcar.
8 onzasde margarina no hidrogenada.
1/4 taza de jugo de limón.
Ralladura de 4 limones.

2 cucharaditas de vainilla.
1 ½ cucharadas de extracto de limón.
24.6 onzas de harina.
2 cucharadas de polvo de hornear.
1 ½ cucharaditas de bicarbonato de sodio.
1 ½ cucharaditas de sal.
2 tazas de agua.
2 tazas de leche de coco premium.

Relleno:

¾ - 1 taza de dulce de frambuesa pura, ligeramente calentada (hasta que se pueda untar)
1/3 taza de coco rallado fino.

Preparación.
Precalentar horno a 350°F (177°C aprox.), engrase dos moldes de 9 a 13 pulgadas.

Batir azúcar y margarina. Agregue el jugo de limón, ralladura, extractos de vainilla y limón y revuelva bien. Bata los ingredientes secos en un *bowl* mediano.

Agregue los ingredientes secos en tres porciones, alternando con leche de coco y agua. Bata bien después de cada vez que agregue. Divida en los dos moldes y hornee durante 45 minutos, o hasta que compruebe que esté listo.

Deje enfriar por completo en los moldes antes de sacarlo a una bandeja, luego deje reposar durante una hora antes de llenar. Esparza el dulce uniformemente sobre una de las capas y espolvoree con coco.
Coloque la segunda capa encima, recorte los bordes y deje enfriar nuevamente antes de glasear y decorar.

Pastel de banana y chocolate.

Ingredientes.
2 bananas bien maduras.
1 1/4 tazas de harina blanca multipropósito, sin blanquear.
3/4 taza de azúcar (mitad azúcar morena, mitad azúcar blanca).
1/4 taza de cocoa en polvo sin endulzante.
1/3 taza de aceite de canola.
1/3 taza de agua.
1 cucharadita de bicarbonato de sodio.
1 cucharadita de vinagre blanco.
1/4 cucharadita de sal.

1/3 taza de chispas de chocolate veganas semi dulces.

Preparación.
Precalentar horno a 350°F (177°C aprox.). Aplaste las bananas o muélalas con una batidora eléctrica.

Mezcle los ingredientes húmedos y azúcar morena. Cole los ingredientes secos, mézclelos y agréguelos a los ingredientes húmedos.

Bata bien y luego vierta en un molde cuadrado para pastel de 8x8 pulgadas engrasado.Espolvorea las chispas de chocolate sobre la masa.

Hornee alrededor de 35 minutos o hasta comprobar que un mondadientes salga limpio luego de introducirlo en la masa. Enfríe por completo antes de servir.

Pastel cremoso de mantequilla de maní.

Ingredientes.

Relleno:

4 cuadrados de chocolate de panadería sin azúcar.
2/3 taza de mantequilla de maní.
16-18onzas tofu sedoso.
1 taza de azúcar.
4-6 cucharadas de leche de soya.
Corteza de galleta integral vegana.

Preparación.
Derrita el chocolate y mezcle con el tofu, mantequilla de maní y azúcar agregando leche de soya para conseguir la textura deseada.

Vierta el relleno a la corteza de galleta integral y refrigere.

Pastel de chocolate y frambuesa.

Ingredientes.

1 1/2 tazas de harina.
1/3 taza de cacao en polvo sin endulzante.
1/2 cucharada de bicarbonato de sodio.
1/2 cucharadita de sal de mar.
1 taza de azúcar morena.
1/2 taza de aceite de semilla de uva.
1 taza de café preparado frío.
2 cucharaditas de extracto de vainilla.
2 cucharadas de vinagre de manzana.

Glaseado de chocolate y frambuesa:

2 onzas de chocolate negro amargo.
1/4 taza de frambuesas frescas, molidas.
3 cucharadas de agua.
1 cucharaditas de extracto de vainilla.
1 taza de azúcar *glass* (confitería).

Cobertura sobre el glaseado:

1 taza de frambuesas frescas.
½ taza de chispas de chocolate sin lactosa.

Preparación:
Precalentar horno a 375°F (177°C aprox.). Esparza aceite de coco en un molde para hornear, con esto se evita que se pegue.

Tamice la harina, cacao, bicarbonato de sodio, sal y azúcar. En un *bowl* aparte, combine aceite, café y vainilla. Vierta el líquido en la mezcla seca y revuelva hasta que sea homogéneo.

Agregue vinagre y revuelva brevemente; el bicarbonato de sodio comenzará a reaccionar al vinagre. Vierta rápidamente la masa en el molde preparado.

Hornee entre 25 a 30 minutos. Deje enfriar un poco el pastel antes de agregar el glaseado.

Glaseado:
En una cacerola grande, derrita el chocolate a fuego medio bajo. Cuando esté completamente derretido, retírelo del fuego y añada las frambuesas molidas, agua y vainilla. Agregue azúcar *glass*. Esparza el glaseado sobre el pastel enfriado.

Cubra el glaseado con frambuesas enteras y espolvoree las chispas de chocolate sin lactosa sobre el pastel.

Cheesecake de nuez pecan.

Ingredientes.
Corteza:
1/4 taza de nuez pecán (picadas).
3 cucharadas de azúcar cruda.
1 1/2 taza de obleas de vainilla o galletas integrales veganas.
1/4 taza de margarina (derretida).
Relleno:
1 libra de queso crema vegano (453g).
1 1/4 taza de azúcar.
2 cucharadas de harina de hojaldre.
3 cucharadas de compota de manzana.
1 1/2 cucharadita de vainilla.
1/2 taza de nueces pecán (picadas).

Preparación.
Corteza:

Mezcla todos los ingredientes excepto la margarina. En un *bowl* para mezclar, agrega la mezcla de obleas y la margarina para humedecer. Ponga la mezcla en un molde de pastel redondo de aluminio, aplastando hacia abajo, cubra así todo el molde.

Hornee a 350°F (177°C aprox.) durante 6 minutos. Quite del horno.

Relleno:

Mezcle el queso crema vegano y azúcar en un *bowl*. Agregue harina, despacio agregue la compota de manzana. Agregue vainilla y nueces pecán.

Mezcle bien todos los ingredientes. Vierta la mezcla sobre la corteza de la oblea y hornee a 350°F (177°C aprox.) durante una hora. Adorne la parte superior del cheesecake con mitades de nueces.

Pastel de vainilla.

Ingredientes.
1 1/2 tazas de harina.
1 taza de azúcar.
1/2 cucharadita de bicarbonato de sodio.
1/2 cucharadita de sal.
1 taza de agua fría.
1/2 taza de aceite.

2 cucharaditas de vainilla.
2 cucharadas de jugo de limón.

Preparación.
Precalentar horno a 375°F (191°C aprox.). Engrasar un molde de pastel de 8 o 9 pulgadas. En un *bowl*, tamizar harina, azúcar, bicarbonato de sodio y sal juntos hasta lograr una textura fina.

Combine agua fría, aceite y vainilla en un *bowl* pequeño. Agregue los ingredientes líquidos (excepto el jugo de limón) a los ingredientes secos y combínelos. Una vez que la masa esté mezclada, agregue el jugo de limón y revuelva rápidamente, luego vierta en el molde preparado.

Hornee de 25 a 30 minutos o hasta hacer la prueba del mondadientes, comprobando que este salga limpio.

Pastel de zanahoria.

Ingredientes.
1 1/2 taza de harina con polvos de hornear.

1 taza de azúcar cruda.
1 cucharadita de bicarbonato de sodio.
1 cucharadita de canela.
1/4 cucharadita de sal.
1 taza de zanahoria rallada.
3/4 taza de jugo de naranja.
1/3 taza de aceite de semillas de uva.
1 cucharadita de vainilla.
1 cucharada de semillas de lino molidas.

Preparación.
Caliente el horno a 350°F (177°C aprox.). Mezcle todos los ingredientes secos en un *bowl*, Luego agregue zanahoria. Revuelva hasta que esté bien cubierto. Agregue los ingredientes húmedos restantes y revuelva hasta que se mezclen. Vierta en un molde cuadrado antiadherente sin engrasar de 9 pulgadas.

Hornee de 25 a 30 minutos. Deje enfriar antes de servir.

Pastel de especias.

Ingredientes.
3 tazas de harina.

2 tazas de azúcar.
2 bolsas de té chai.
2 cucharaditas de bicarbonato de sodio.
1 cucharadita de sal.
2 tazas de agua.
1/3 taza de aceite de oliva o aceite vegetal.
2 cucharaditas de vainilla.
2 cucharaditas de canela.
2 cucharadas de vinagre.

Preparación.
Precalentar horno a 350°F (177°C aprox.).

Abra las bolsas de té chai y vierta las especias. Agregue los ingredientes secos en un *bowl* y revuelva. Luego agregue agua, aceite y vainilla. Agregue el vinagre en la última mezcla y viértala en un molde para pasteles.

Hornee a 350°F (177°C aprox.) durante 40 minutos a una hora, o hasta realizar la prueba del mondadientes.

Capítulo 3: Recetas de galletas veganas.

Galletas de banana y arándano agrio.

Ingredientes.
1 banana
1 taza de margarina suave.
1/2 taza de azúcar blanca.
1/2 taza de azúcar morena.
1 cucharadita de vainilla.
1.5 tazas de harina.
1 cucharadita de bicarbonato de sodio.
1 cucharadita de canela.
1 cucharadita de nuez moscada molida.
3 tazas de avena.
1/2 taza de arándanos agrios secos.
1/2 taza de almendras en rebanadas.

Preparación.
Precalentar horno a 350°F (177°C aprox.). Aplaste la banana con un tenedor, luego mezcle con margarina, azúcar y vainilla en un *bowl* hasta que sea una mezcla homogénea.

En un *bowl* aparte, mezcle harina, bicarbonato de sodio, canela y nuez moscada. Mezcle lo húmedo y lo seco, luego añada avena, arándanos agrios y almendras.

Vierta con una cuchara a una bandeja para hornear sin engrasar, hornee durante alrededor de 15 minutos. Deje enfriar y sirva.

Galletas con chispas de chocolate.

Ingredientes.
2 tazas de harina multipropósito.
2 cucharaditas de polvo de hornear.
1/2 cucharadita de sal de mar.
2 cucharaditas de canela.
1 taza de azúcar.
1/2 taza de aceite de canola.
1 cucharaditas de vainilla.
1/2 taza de agua.
1 taza de chispas de chocolate veganas.

Preparación.
Precalentar horno a 350°F (177°C aprox.).

Mezcle todos los ingredientes en un *bowl* grande, hasta obtener una mezcla homogénea.

Con una cuchara pequeña (para dar forma), vierta la mezcla en una bandeja para hornear ligeramente engrasada.

Hornee de 10 a 12 minutos. (Nota:La superficie de las galletas no se dorará cuando estén listas).

Galletas de jengibre.

Ingredientes.
4 cucharadas de margarina.
1/2 taza de azúcar cruda.
Sustituto de huevo equivalente a una unidad de huevo.
2 1/2 tazas de harina sin polvos de hornear.
1 cucharadita de bicarbonato de sodio.
4 cucharaditas de jengibre molido.
1 cucharadita de clavo molido.
2 cucharadita de canela molida.
2 cucharadita de nuez moscada molida.
3 cucharada de sirope dorado.

Preparación.
Precalentar horno a 350°F (177°C aprox.).

Mezcle la margarina y azúcar cruda, añada el sustituto de huevo y mezcle. Agregue harina, bicarbonato de sodio y especias, luego el sirope dorado y mezcle bien.

Amase la mezcla en bolas del tamaño de una cuchara de té, aplane ligeramente y coloque estas bolas en una bandeja para galletas.

Hornee durante 10 minutos a 350°F (177°C aprox.).

Galletas de té verde.

Ingredientes.
½ taza de mantequilla vegana para untar.
½ taza de aceite de coco no refinado.
2 cucharada de té verde matcha.
¼ taza + ½ taza de azúcar flor, por separado.
¼ taza de coco rallado endulzado (opcional).

2¼ tazas de harina multipropósito.

Preparación.
Precalentar horno a 400°F (2014°C aprox.).

Bata la mantequilla, aceite de coco, polvo de té verde y ¼ de taza de azúcar flor hasta crear una mezcla homogénea. Añada ralladura de coco y harina y mezcle hasta que estén combinados. La mezcla estará algo desmenuzada, pero debe permanecer unida.
Amase 24 bolas de aproximadamente una pulgada y media. Póngalas en una bandeja para hornear sin engrasar y hornee durante 10 a 12 minutos o hasta que estén listas.

Coloque la media taza de azúcar en un plato ancho y poco profundo; deje a un lado.

Quite las galletas del horno y déjelas enfriar durante 10 a 15 minutos. Revuelque cada galleta en el azúcar flor y déjelas enfriar por completo.

Bolas de mantequilla de maní.

Ingredientes.
3/4 taza de semillas de calabaza crudas.
3/4 taza de maravilla cruda.
1/2 taza de dátiles sin cuesco.
1/2 taza de mantequilla de maní.
1 cucharada de semillas de chía.

Preparación.
Revuelva todos los ingredientes juntos en un procesador de comida.

Haga bolitas y deje enfriar en la nevera.

Galletas de pasas.

Ingredientes.
1 1/2 taza de azúcar morena bien compacta.
1 taza de margarina.
Sustituto de huevo equivalente a dos huevos.
2 cucharaditas de agua.
2 cucharaditas de extracto de vainilla.
2 tazas de harina multipropósito.

1 cucharaditas de polvo de hornear.
1 cucharadita de bicarbonato de sodio.
2 cucharaditas de canela molida.
½ cucharadita de sal.
2 tazas de avena de cocción rápida (sin cocinar).
1 taza de pasas.

Preparación.
Precalentar horno a 350°F (177°C aprox.). Combine azúcar morena y margarina en un *bowl* y mezcle con una cuchara. Añada el sustituto de huevo, agua y vainilla y continúe mezclando.

Agregue el resto de los ingredientes excepto avena y pasas. Mezcle bien. Añada avena y pasas.

Coloque la masa redondeando con una cuchara en una bandeja para galletas, separadas por dos pulgadas de distancia.Hornee de 9 a 11 minutos o hasta que estén levemente doradas. Déjelas reposar 1 minuto. Quítelas de la bandeja t déjelas enfriar completamente antes de servir.

Galletas de calabaza y chispas de chocolate.

Ingredientes
1 taza de aceite vegetal.
4 tazas de azúcar.
Equivalente a 2 sustitutos de huevo (semillas de lino molido y agua funciona bien).
5 tazas de harina.
1/4 cucharaditas de jengibre molido.
2 cucharaditas de polvo de hornear.
2 cucharaditas de bicarbonato de sodio.
2 cucharaditas de nuez moscada.
2 cucharaditas de canela.
1 cucharadita de pimienta inglesa.
1 3/4 cucharaditas de sal.
1 29 onzas de calabaza enlatada.
2 tazas de chispas de chocolate veganas.
1 taza de nueces picadas.

Preparación.
Bata el aceite y azúcar vegana en un *bowl*. Agregue sustitutos de huevo y revuelva bien.

En un *bowl* aparte, revuelva la harina, polvo de hornear, bicarbonato de sodio, las especias y la sal.

Agregue la mezcla de azúcar vegana reciprocamente con la calabaza a la mezcla de harina. Revuelva bien luego de cada adición. Añada chispas de chocolate, nueces y vainilla.

Deje caer masa con una cucharita a una bandeja engrasada. Hornee durante 15 a 20 minutos o hasta que tomen un color dorado a 350°F (177°C aprox.).

Galletas de mantequilla de maní.

Ingredientes.
3 cucharadas de sustituto de huevo + 4 cucharadas de agua.
2 1/4 tazas de harina sin blanquear de trigo entero.
1 1/4 taza de mantequilla de maní crujiente natural.
2/3 taza de jarabe de arce.
1/2 taza de sucanat.

1/2 taza de margarina.

1/2 cucharada de polvo de hornear.

Preparación.

Precalentar horno a 350 °F (177°C aprox.). Mezcle el sustituto de huevo con agua. En un *bowl* grande, combine todos los ingredientes y mezcle.

Enrolle cucharaditas de masa y forme bolitas, y póngalas a 2 pulgadas de separación en una bandeja para hornear. Aplane las bolas con un tenedor empolvado de harina, siguiendo un patrón entrecruzando.

Hornee durante 15 minutos o hasta que estén ligeramente doradas.

Parte 2

Introducción

Este recetario de postres veganos incluye variadas y únicas recetas de deliciosos pasteles, galletas y otros postres que usted puede realizar fácilmente en su hogar. Como panadera vegana profesional, me he encontrado con todo tipo de recetas de postres veganos, y me gustaría compartir mis favoritas con usted. En este libro proporciono pasos fáciles de seguir, de tal manera que panaderos aficionados y novatos puedan realizar estas recetas.

Estas son las recetas más populares en mi pastelería, ¡y pienso que usted las disfrutará mucho!

Barras de Limón

Ingredientes

Masa:
1 taza de harina multipropósito
5 cucharadas de margarina
¼ de taza de azúcar granulada

Relleno:

3 reemplazos de huevo
¾ de taza de azúcar granulada
3 cucharadas de harina multipropósito
1 cucharadita de vainilla real
½ cucharadita de polvo de hornear
1/8 cucharadita de sal
Ralladura y jugo de 2 limones
Azúcar en polvo, opcional

Preparación
Precalentar el horno a 350° F

Para la masa:
En un tazón, combinar los ingredientes de la masa y colocarlos en una bandeja de 8 x 8 pulgadas. Hornear por 15 minutos.

Para el relleno:
Mientras que la masa se hornea, batir los reemplazos de huevo en un tazón hasta que esté espumoso. Añadir el resto de los ingredientes y mezclar todo. Verter sobre la masa y hornear por 20 minutos, o hasta que esté cocido.
Dejar enfriar antes de servir.

Tarta de Limón

Ingredientes
2 contenedores de 8 onzas de queso crema vegano
2 cucharadas de leche de soya
1 taza de azúcar natural
1 cucharadita de vainilla
2 cucharaditas de ralladura de cáscara de limón
4 cucharadas de jugo de limón
2 cucharadas de fécula de maíz
Corteza de galletas Graham veganas de 9 pulgadas
Fresas picadas en láminas

Preparación
Precalentar el horno a 350° F. Licuar el queso crema, la leche de soya, el azúcar, la vainilla, la cáscara y el jugo de limón, y la fécula de maíz hasta que la mezcla esté lisa.
Verter la mezcla sobre la corteza de galletas, colocar sobre una bandeja para horno y hornear por 40 minutos.
Dejar enfriar y refrigerar por 4 horas. Decorar con fresas en láminas.

Cheesecake vegano

Ingredientes

Masa:
18 galletas veganas Graham u otras galletas, desmigadas
½ taza de aceite de canola
1 cucharada de harina multipropósito
1 cucharada de agave o jarabe de maple

Relleno:
1 paquete de tofu de 300 g, presionado ligeramente para quitare el agua
2/3 de cashews crudos, remojados durante la noche anterior y sin agua
1 cucharada de jugo de limón
2 cucharaditas de aceite de canola
1/3 de azúcar u otro endulzante
3 ½ cucharaditas de reemplazo de huevo (sin agua añadida)
½ cucharadita de extracto de vainilla
½ cucharadita de sal

Preparación

Para la masa:
Combinar todos los ingredientes en un

tazón grande. Mezclar hasta que estén incorporados y presionarlos sobre el molde de tarta.

Para el relleno:
Combinar los cashews, el tofu, aceite de canola y jugo de limón en la licuadora, licuar hasta que esté suave y cremoso.

Transferir la mezcla a un tazón y batir el azúcar, reemplazo de huevo, vainilla y sal hasta que todo esté disuelto, asegurándose de que no haya grumos o cristales de azúcar. Colocar cuidadosamente con una cuchara sobre la masa.

Hornear a 375 F de 25 a 30 minutos, hasta que esté cocido. Retirar del horno y dejar enfriar.

Colocar en el refrigerador por 5 horas.

Brownies de Chocolate Fudge veganos

Ingredientes
¼ de taza de aceite de canola
1/3 de taza de agua
1 taza de azúcar orgánica
1 taza de harina orgánica sin blanquear

1 cucharada de semillas de linaza
1/3 de taza de cocoa en polvo sin endulzar
½ cucharadita de polvo de hornear
¼ cucharadita de sal

Preparación
Precalentar el horno a 350° F. Mezclar los ingredientes húmedos en un tazón grande, luego añadir los ingredientes secos y mezclar. No mezclar más de lo necesario. Colocar en el horno de 20 a 25 minutos.

Cheesecake vegano de Chocolate

Ingredientes
1 paquete de tofu de 12 onzas
1 tubo de queso crema vegano de 8 onzas
¾ de taza de azúcar
1 paquete de chispas de chocolate veganas de 12 onzas
3 cucharadas de jarabe de maple
1 paquete de 9 pulgadas de corteza de galletas Graham

Preparación
Licuar el tofu hasta que esté liso. Usando una batidora eléctrica en un tazón mediano, combinar el azúcar, el queso

crema y dos cucharadas del tofu, batir hasta que esté liso.

Añadir la mezcla de queso crema a la licuadora con el resto del tofu. Licuar nuevamente hasta que esté liso.

Derretir las chispas de chocolate a baño maría o en el microondas. Añadir las chispas derretidas a la licuadora, licuar hasta que el chocolate se haya mezclado, puede requerir batir un poco. Luego de que la mezcla y el chocolate estén bien licuados, añadir el jarabe de maple y licuar nuevamente por 30 segundos.

Verter la mezcla sobre la corteza hasta que la cubra y refrigerar hasta antes de servir.

Pastel de Plátano y Chocolate

Ingredientes

2 plátanos medianos maduros
1 ¼ tazas de harina multipropósito sin blanquear
¾ de azúcar (mitad blanca, mitad rubia)
¼ de taza de cocoa en polvo sin endulzar
1/3 de taza de aceite de canola
1/3 de taza de agua
1 cucharadita de polvo para hornear

1 cucharadita de vinagre blanco
¼ cucharadita de sal
1/3 de taza de chispas de chocolate vegano semidulces

Preparación

Precalentar el horno a 350° F. Aplastar los plátanos o licuarlos.

Licuar los ingredientes húmedos con el azúcar rubia. Mezclar los ingredientes secos y añadirlos a los húmedos.

Licuar bien, verter sobre una bandeja para horno de 8 x 8 pulgadas, engrasada previamente. Dispersar las chispas de chocolate sobre la mezcla.

Hornear durante 35 minutos o hasta que al insertar un mondadientes en el centro, este salga limpio. Enfriar antes de servir.

Tarta de Mantequilla de Maní

Ingredientes

Relleno:

4 piezas de chocolate para pastelería sin endulzar
2/3 de taza de mantequilla de maní
16-18 onzas de tofu

1 taza de azúcar
4-5 cucharadas de leche de soya
Base de galleta Graham vegana

Preparación

Derretir el chocolate y licuarlo con el tofu, la mantequilla de maní y el azúcar, añadiendo leche de soya hasta conseguir la textura deseada.

Verter el relleno sobre la corteza de galletas Graham y refrigerar.

Cheesecake de Fresas

Ingredientes

2 contenedores de queso crema vegano de 8 onzas
1 taza de azúcar sin refinar
2 cucharaditas de vainilla
3 cucharadas de jugo de limón
2 cucharadas de fécula de maíz
Base de galleta Graham vegana
1/2 -3/4 de fresas frescas, cortadas por la mitad

Preparación

Precalentar el horno a 350°F. Combinar el queso crema, azúcar y vainilla en un procesador de comida o licuadora. Añadir el jugo de limón y licuar un poco más.

Una vez terminado de licuar, añadir la fécula de maíz. Verter la mezcla sobre corteza de tarta y hornear por 45 minutos. Dejar enfriar antes de servir, y añadir las fresas una vez frío.

Pastel de Limón

Ingredientes
1 y 2/3 de taza de azúcar granulada
2/3 de taza de aceite de canola
1 lata de 14 onzas de leche de coco ligera
¼ de taza de leche de arroz
¼ de taza de jugo de limón
3 cucharadas de ralladura de cáscara de limón
2 cucharaditas de extracto de vainilla
3 tazas de harina entera para pastelería
2 cucharaditas de polvo para hornear
1 cucharadita de bicarbonato de sodio
1 cucharadita de sal
½ taza de ralladura de coco sin endulzar

Preparación
Precalentar el horno a 350°F. Engrasar

ligeramente un molde para horno de 8x10 pulgadas.

En un tazón grande, combinar la azúcar granulada, aceite, leche de coco, de arroz, de soya o almendra, el jugo de limón, la ralladura y la vainilla. Revolver y combinar.

Tamizar la harina, el polvo de hornear, bicarbonato y sal sobre los ingredientes húmedos por partes, mezclando bien luego de cada adición. Añadir el coco.

Verter la mezcla sobre el molde para pastel. Hornear por una hora, o hasta que al insertar un cuchillo en la masa, este salga limpio. Retirar del horno y dejar enfriar por aproximadamente 10 minutos, luego colocar sobre una tabla para picar, voltear y retirar del molde.

Dejar enfriar completamente. Una vez frío, puede tamizar azúcar impalpable sobre la superficie. Cortar y servir.

Galletas de Arándanos y Plátano

Ingredientes

1 plátano
1 taza de margarina
½ taza de azúcar blanca

½ taza de azúcar rubia
1 cucharadita de vainilla
1 taza y media de harina
1 cucharadita de bicarbonato de sodio
1 cucharadita de canela
1 cucharadita de nuez moscada
3 tazas de avena
½ taza de arándanos secos
½ taza de almendras en láminas

Preparación
Precalentar el horno a 350°F. Aplastar el plátano con un tenedor, luego mezclar con la
margarina, el azúcar y la vainilla en un tazón hasta que la mezcla sea uniforme.
En un tazón aparte, mezclar la harina, bicarbonato, canela y nuez moscada. Mezclar los ingredientes húmedos con los secos, añadir la avena, arándanos y almendras.
Colocar con una cuchara sobre papel para hornear galletas y hornear por aproximadamente 15 minutos. Dejar enfriar y servir.

Pastel vegano de Vainilla

Ingredientes
1 taza y media de harina
1 taza de azúcar
½ cucharadita de bicarbonato de sodio
½ cucharadita de sal
1 taza de agua helada
½ taza de aceite
2 cucharaditas de vainilla
2 cucharadas de jugo de limón

Preparación
Precalentar el horno a 375°F. Engrasar una bandeja de 8 o 9 pulgadas. En un tazón, tamizar la harina, azúcar, bicarbonato y sal hasta que estén finos.

En un recipiente pequeño, combinar el agua helada, aceite y vainilla. Añadir los ingredientes líquidos (excepto el jugo de limón) a los secos y combinar. Una vez que la mezcla esté hecha, añadir el jugo de limón y mover rápidamente, luego verter sobre la bandeja.

Hornear de 25 a 30 minutos o hasta que al introducir un mondadientes, este salga limpio de la masa.

Galletas de Chips de Chocolate

Ingredientes

2 tazas de harina multipropósito
2 cucharaditas de polvo para hornear
½ cucharadita de sal de mar
2 cucharaditas de canela
1 taza de azúcar
½ taza de aceite de canola
1 cucharadita de vainilla
½ taza de agua
1 taza de chips de chocolate vegano

Preparación

Precalentar el horno a 350°F.

Mezclar todos los ingredientes juntos en un tazón grande hasta que estén bien combinados.

Con una cuchara pequeña, colocar la mezcla en una placa para galletas ligeramente engrasada.

Hornear de 10 a 12 minutos. (Nota: Las galletas no se pondrán marrones en la superficie cuando estén listas.)

Pastel de Zanahoria

Ingredientes

1 taza y media de harina preparada
1 taza de azúcar sin refinar
1 cucharadita de bicarbonato
1 cucharadita de canela
¼ de cucharadita de sal
1 taza de zanahoria rallada
¾ de jugo de naranja
1/3 de aceite de semillas de uva
1 cucharadita de vainilla
1 cucharada de semillas de lino

Preparación

Precalentar el horno a 350°F. Mezclar todos los ingredientes secos en un tazón, añadir las zanahorias. Revolver hasta integrar. Añadir el resto de ingredientes húmedos y revolver hasta que se mezclen. Verter sobre un molde antiadherente para horno sin engrasar de 9 pulgadas.
Hornear de 25 a 30 minutos. Dejar enfriar antes de servir.

Pastel de Arándanos y Compota de Manzana

Ingredientes

2 tazas de compota de manzana sin azúcar
1 taza de azúcar granulada
1/2 taza de jugo de manzana, sin azúcar
1/4 taza de aceite de oliva suave
2 cucharaditas de harina de semilla de lino (linaza molida)
1 cucharadita de vainilla
1 1/4 tazas de harina integral
1 1/2 tazas de harina blanca
1 cucharadita de canela
1/4 cucharadita de clavos
1/4 cucharadita de jengibre
2 cucharadita de polvo de hornear
3/4 cucharadita de sal
1/2 taza de nueces, picadas
1/2 taza de arándanos secos

Preparación

Precalentar el horno a 350° F. Rocíe en un molde para hornear de 9 x 13 pulgadas con un spray antiadherente.

En un tazón grande, combine el puré de manzana, el azúcar, el jugo de manzana, el aceite de oliva, la harina de lino y la vainilla. Revuelva hasta que esté bien combinado.

En otro tazón combine el trigo integral y las harinas blancas, especias, nueces y pasas o arándanos. Agregue suavemente a los ingredientes húmedos y revuelva hasta que se mezclen.

Vierta en la sartén y hornee por 35 a 40 minutos hasta que un palillo insertado en el centro salga limpio. Retire de la sartén cuando esté fresco.

Galletas de Avena

Ingredientes

1/3 taza de tofu suave

1/3 taza de aceite vegetal / canola

1/4 taza de jugo de manzana o concentrado

1 cucharada de extracto de vainilla

1/2 taza de azúcar vegana sin refinar

1/4 taza de jarabe de arce

2 tazas de avena

2 taza de harina

1/2 cucharadita de polvo de hornear y 1/2 cucharadita de bicarbonato de sodio

1/2 cucharadita de sal

2 tazas de chips de chocolate vegano o

chips de algarroba
1 taza de nueces

Preparación
En un tazón mediano, mezcle la harina, el bicarbonato de sodio, la sal y el polvo para hornear. En un tazón aparte, bata el tofu con una batidora hasta que esté cremoso. Agregue el aceite, el jugo de manzana, la vainilla, el azúcar vegana a una mezcla de baja velocidad hasta que el azúcar vegana se disuelva un poco.

Agregue el jarabe de arce vegano y mezcle 1 minuto. Agregue la mezcla de avena y harina, mezcle durante 2 minutos más o hasta que esté bien mezclado. Luego doblar en nueces y chips de chocolate.

Deje caer cucharadas grandes de masa en una bandeja para hornear bien engrasada. Aplane ligeramente con la parte posterior de la cuchara y hornee de 13 a 15 minutos a 350° F.

Galletas de Mantequilla de Maní

Ingredientes

3 cucharadas de sustituto de huevo + 4 cucharadas de agua

2 1/4 tazas de harina de trigo integral sin blanquear

1 1/4 taza de mantequilla de maní crujiente natural

2/3 taza de jarabe de arce

1/2 taza de Sucanat

1/2 taza de margarina

1/2 cucharada de polvo de hornear

Preparación

Precaliente el horno a 350° F. Mezcle el sustituto de huevo y el agua. En un tazón grande, combine todos los ingredientes y mezcle.

Enrolle cucharadas de masa en bolas y colóquelas a 2 pulgadas de distancia en una bandeja para hornear galletas. Aplane las bolas con un tenedor bañado en harina, en un patrón cruzado.

Hornee por 15 minutos o hasta que esté ligeramente dorado.

Tarta de Manzana

Ingredientes
1 taza de harina
1 taza de sémola
1 taza de azúcar
1 cucharadita de polvo de hornear
1 taza de margarina vegana, derretida
5 manzanas grandes o 8-10 manzanas pequeñas

Preparación
Precaliente el horno a 375° F.

Mezcle la harina, el azúcar, la sémola y el polvo para hornear en un tazón. Pelar y rallar las manzanas en un recipiente aparte, y derretir la margarina.

Rocíe un molde para hornear con aceite en aerosol o frote con margarina. Extienda un tercio de la mezcla seca, cubra con un tercio de las manzanas, repitiendo.

Verter la margarina derretida y hornear durante 1 hora.

Pastel de Limón y Coco

Ingredientes
20 onzas de azúcar
8 onzas de margarina no hidrogenada
¼ taza de jugo de limón
Ralladura De 4 Limones
2 cucharaditas de vainilla
1 ½ cucharadas de extracto de limón
Harina de 24.6 onzas
2 cucharadas de polvo de hornear
1 ½ cucharadita de bicarbonato de sodio
1 ½ cucharadita de sal
2 tazas de agua
2 tazas de leche de coco

Relleno:
1 taza de mermelada de frambuesa pura, calentada ligeramente hasta que se pueda untar
1/3 taza de coco rallado fino

Preparación

Precaliente el horno a 350° F, engrase 2 moldes 9x13.

Crema de azúcar y margarina. Agregue jugo de limón, ralladura, vainilla y extractos de limón y batir bien. Batir juntos los ingredientes secos en un tazón mediano.

Agregue los ingredientes secos en tres secciones, alternando con el agua y la leche de coco. Batir bien después de cada adición. Divida entre los moldes y hornee por 45 minutos, o hasta que las pruebas de pastel estén listas.

Deje enfriar completamente en la sartén antes de girar sobre una bandeja, luego enfríe 1 hora antes de llenar. Extienda la mermelada uniformemente sobre una de las capas y espolvoree con coco.

Coloque la segunda capa en la parte superior, recorte los bordes y vuelva a enfriar antes de cubrir y decorar.

Galletas de Chocolate y Calabaza

Ingredientes
1 taza de aceite vegetal
4 taza de azúcar
2 sustitutos de huevo (las semillas de lino y el agua funcionan bien)
5 tazas de harina
1/4 cucharadita de jengibre molido
2 cucharaditas de polvo de hornear
2 cucharaditas de bicarbonato de sodio
2 cucharaditas de nuez moscada
2 cucharaditas de canela
1 cucharadita de todas las especias
1 3/4 cucharaditas de sal
1 lata de calabaza de 29 onzas
2 tazas de chips de chocolate vegano
1 taza de nueces picadas

Preparación
Batir el aceite y el azúcar vegano en un tazón. Añadir los sustitutos de huevo y batir bien.

En un tazón aparte, mezclar la harina, el polvo para hornear, el bicarbonato de sodio, las especias y la sal.

Agregar la mezcla de azúcar vegana alternativamente con calabaza en la mezcla de harina. Revuelva bien después de cada adición. Doblar en chips de chocolate, nueces y vainilla.

Pasar por cucharadita en una bandeja de galletas engrasada. Hornee por 15-20 minutos o hasta que estén doradas a 350° F.

Cheesecake de Calabaza

Ingredientes
5 paquetes (8 onzas) de queso crema vegano
½ taza de tofu de seda
½ taza de crema de soya
¾ taza de jarabe de arce
3 cucharadas de sustituto de huevo en polvo
3 cucharadas de harina
2 cucharaditas de canela molida
1 cucharadita de jengibre molido
1 cucharadita de clavos molidos

1 cucharada de extracto de vainilla
1 lata de calabaza (15 onzas)
1 ½ taza de migas de galletas Graham
6 cucharadas de margarina derretida
1/4 taza de azúcar

Preparación
Precaliente el horno a 350° F.

Corteza:
Mezcle bien las migajas, la margarina vegana y el azúcar vegana y presione en un molde de 10 "engrasado con resortes. Hornear la masa durante 10 minutos, sacar y dejar enfriar. Eleve la temperatura del horno a 425 grados.

Batir juntos el sustituto de huevo y el jarabe de arce vegano.

En un tazón grande, mezcle el queso crema vegano, el tofu sedoso, la crema de soya, el azúcar vegana y la mezcla de sustituto de huevo. Añadir la harina y las especias, luego la vainilla. Añadir la calabaza y batir a velocidad media hasta que esté bien mezclado.

Verter la mezcla en la corteza preparada y hornear durante 15 minutos. Reduzca la temperatura a 275 F y hornee por una hora adicional. Apague el fuego, pero deje que la torta en el horno se enfríe durante varias horas o durante la noche.

Servir el pastel caliente o frío, con tofu batido.

Galleta de Jengibre

Ingredientes
4 cucharadas de margarina
1/2 taza de azúcar cruda
Sustituto de huevo equivalente a 1 huevo
2 1/2 tazas de harina
1 cucharadita de bicarbonato de soda
4 cucharadita de jengibre molido
1 cucharadita de clavos molidos
2 cucharadita de canela molida
2 cucharadita de nuez moscada molida
3 cucharadas de jarabe de oro

Preparación
Precaliente el horno a 350° F.

Crema de margarina y azúcar cruda, agregar el reemplazo de huevo, mezclar. Agregue harina, soda y especias, luego sirope de oro y mezcle bien.

Enrolle la mezcla en bolitas de tamaño, aplaste ligeramente y colóquelas en la bandeja para galletas.

Hornee por 10 minutos a 350° F.

Galletas de Té verde

Ingredientes
½ taza de mantequilla vegana
½ taza de aceite de coco sin refinar (no refinado)
2 cucharadas de té verde matcha en polvo
¼ taza + ½ taza de azúcar en polvo, dividida
¼ taza de coco rallado azucarado (opcional)
2¼ tazas de harina para todo uso

Preparación

Precalentar el horno a 400° F.

Unte la crema de mantequilla, el aceite de coco, el té verde en polvo y ¼ taza de azúcar en polvo hasta que quede suave. Agregue el coco rallado y la harina y mezcle hasta que se mezclen. La mezcla será un poco desmenuzable pero debe permanecer unida.

Enrolle la masa en 24 bolas, aproximadamente 1½ pulgadas de tamaño. Coloque en una bandeja para hornear sin engrasar y hornee en horno precalentado durante 10 a 12 minutos o hasta que esté listo.

Coloque ½ taza de azúcar en polvo en un plato ancho y poco profundo; dejar de lado.

Retire las galletas del horno y deje enfriar durante 10-15 minutos. Enrolle cada galleta en azúcar en polvo y déjela a un lado hasta que esté completamente fría.

Bolas de Mantequilla de Maní

Ingredientes
3/4 taza de semillas de calabaza crudas
3/4 taza de semillas de girasol crudo
1/2 taza de dátiles sin hueso
1/2 taza de mantequilla de maní
1 cucharada de semillas de chía

Preparación
Mezclar todos los ingredientes, utilizando un procesador de alimentos.

Formar bolas y enfriar en el refrigerador.

Pastel de Plátano

Ingredientes
1/4 taza de margarina
3/4 taza de azúcar
2 bananas en puré
1 cucharadita de extracto de vainilla
3/4 taza de leche de soja
3/4 taza de harina de arroz
1/2 taza de almidón de papa
3 cucharaditas de polvo de hornear
1 cucharadita de goma xantana

1 pizca de sal
4 cucharaditas de sustituto de huevo en polvo
1/4 taza de polvo de algarroba

Preparación
Ajuste el horno a 375 ° F. Engrase y forra la lata de pastel.

Crema de margarina vegana y azúcar vegana. Batir en plátanos y vainilla.

Tamice las harinas, el polvo de hornear, la sal, la goma xantana, el polvo de reemplazo de huevo y el polvo de algarroba.

Agregue la leche de soya y los ingredientes secos tamizados alternativamente, un tercio a la vez, mezclándolos ligeramente.

Coloque la mezcla en el molde para pasteles y hornee a 375 ° F durante 35 minutos.

El pastel se cocina cuando un pincho

colocado en el centro del pastel sale limpio.

Deje enfriar el pastel antes de servir. Espolvorear con glaseado vegano o azúcar confitería.

Galletas de Manzana con Especias

Ingredientes
1 taza de harina
1 taza de azúcar moreno
1/2 taza de azúcar blanca
3 tazas de avena
1 cucharadita de bicarbonato de sodio
1 cucharadita de canela
1/2 cucharadita de nuez moscada
1/2 cucharadita de jengibre
1/2 cucharadita de clavos
1/2 taza de leche de almendras
1/2 taza de aceite vegetal
1 cucharadita de extracto de vainilla
2 manzanas pequeñas, sin pelar y en cubitos.

Preparación

Precaliente el horno a 350° F y alinee 2 bandejas grandes para hornear con papel pergamino. Mezcle todos los ingredientes secos.

Hacer un pozo en el centro, y agregar los ingredientes húmedos. Amasar con las manos hasta que la mezcla esté húmeda, mientras revuelve las manzanas.

Deje caer cucharadas grandes de la mezcla en las hojas. Hornear durante 15-18 minutos.

Galletas fáciles de Plátano y Dátiles

Ingredientes
36 fechas
1 1/2 tazas de agua o leche de soya
1/4 - ½ tazas de azúcar
2 tazas de harina
1/2 taza de aceite
2 cucharaditas de bicarbonato de sodio
3 bananas

Preparación

Precaliente el horno a 350° F y engrase una bandeja de metal para hornear de 8x8 pulgadas.

Ponga las fechas, la leche de soya / agua, el azúcar y los plátanos en una licuadora o procesador de alimentos y mezcle / procese hasta que las fechas estén puré y bien combinadas.

Vierta la mezcla de dátiles en un tazón grande y agregue el aceite. Revuelva bien para incorporar. Agregue la harina lentamente, luego bicarbonato de sodio.

Cuando haya incorporado toda la harina en la masa, vierta en el molde para hornear y hornee por 60 minutos o hasta que la prueba del palillo de dientes salga limpia, verifique después de 40 minutos de cocción.

Pastel de Especias

Ingredientes

3 tazas de harina
2 tazas de azúcar
2 bolsas de té chai
2 cucharaditas de bicarbonato de sodio
1 cucharadita de sal
2 tazas de agua
1/3 taza de aceite de oliva o vegetal
2 cucharaditas de vainilla
2 cucharaditas de canela
2 cucharadas de vinagre

Preparación
Precaliente el horno a 350° F.

Abre las bolsas de té chai y vierte las especias. En un tazón agregue los ingredientes secos juntos y revuelva. Luego agregar el agua, el aceite y la vainilla. Agregue el vinagre en la última mezcla y vierta la mezcla en el molde para pasteles.

Hornee a 350° F durante 40 minutos a una hora, o hasta que el palillo salga limpio.

Galletas de Avena y Pasas

Ingredientes
1 1/2 tazas de azúcar marrón bien empaquetado
1 taza de margarina
Sustituto de huevo equivalente a 2 huevos.
2 cucharaditas de agua
2 cucharaditas de extracto de vainilla
2 tazas de harina para todo uso
1 cucharadita de polvo de hornear
1 cucharadita de bicarbonato de sodio
2 cucharaditas de canela molida
1/2 cucharadita de sal
2 tazas de avena de cocción rápida, sin cocer
1 taza de pasas

Preparación
Precaliente el horno a 350° F. Combine el azúcar moreno y la margarina en un tazón y mezcle con una cuchara. Agregue el sustituto de huevo, el agua y la vainilla y continúe mezclando.

Agregue todos los ingredientes restantes

excepto la avena y las pasas. Mezclar bien. Agregue la avena y las pasas.

Deje caer la masa con cucharadas redondas, separadas por 2 pulgadas, en hojas para galletas. Hornee de 9 a 11 minutos o hasta que esté ligeramente dorado. Dejar reposar 1 minuto. Retire de las bandejas para hornear galletas, enfríe completamente antes de servir.

Galletas veganas de Limón

Ingredientes
2 tazas de harina
2 cucharaditas de polvo de hornear
1/4 cucharadita de sal
Cáscara rallada de un limón
1 taza de azúcar
1/2 taza de aceite vegetal
1/4 taza de jugo de limón fresco

Preparación
Aceite y harina una sartén de 9x9 pulgadas. Precaliente el horno a 350° F.

En un tazón, combine la harina, el polvo de hornear, la sal y la cáscara de limón rallada.

En un recipiente aparte, combine el azúcar vegana y el aceite. Añadir el zumo de limón y mezclar bien. Añadir los ingredientes húmedos a la seca. Revuelva bien. Hace un batido espeso.

Difundir la masa en la sartén.

Hornear durante 30 minutos. Dejar enfriar y luego cortar en cuadrados o barras.

Cheesecake de Pecanas

Ingredientes

Para la masa:
1/4 taza de nueces (picadas)
3 cucharadas de azúcar cruda
1 1/2 taza de obleas de vainilla o galletas Graham veganas
1/4 taza de margarina (derretida)

Para el relleno:
1 libra de queso crema vegano

1 1/4 taza de azúcar
2 cucharadas de harina de pastelería
3 cucharadas de compota de manzana
1 1/2 cucharadita de vainilla
1/2 taza de nueces (picadas)

Preparación

Masa:
Mezclar todos los ingredientes excepto la margarina. En el tazón para mezclar, agregue la mezcla de oblea y la margarina derretida para humedecer. Coloque la mezcla en un molde circular redondo, presionando hacia abajo para cubrir todo el molde.

Hornee a 350° F durante 6 minutos. Retirar del horno.

Relleno:
Mezclar el queso crema vegano y el azúcar en un tazón. Agregue la harina, agregue lentamente la compota de manzana. Agregue la vainilla y las nueces.

Mezclar bien todos los ingredientes. Vierta la mezcla sobre la corteza de la oblea y hornee a 350° F durante 1 hora. Decorar la parte superior de la tarta de queso con mitades de nuez.

Galletas de Coco y Plátano

Ingredientes
2 bananas en puré
1 cucharadita de extracto de vainilla
1/2 taza de azúcar
1/2 taza de aceite vegetal
3 cucharaditas de leche de soja
1 taza de harina
1 cucharadita de bicarbonato de sodio
1 cucharadita de canela
1 taza de avena enrollada
1 taza de coco rallado

Preparación
Precaliente el horno a 350° F y engrase ligeramente una bandeja para hornear galletas. En la licuadora / procesador de

alimentos, mezcle los plátanos machacados, la vainilla, el azúcar, el aceite y la leche.

En un tazón grande, tamice la harina, el bicarbonato de sodio y la canela. Agregue la avena y luego doble bien la mezcla de plátano.

Doblar en coco rallado. Coloque cucharadas de porciones del tamaño de una cuchara en una bandeja para hornear preparada y hornee por 15-20 minutos.

Pastel de Limón

Ingredientes
1 3/4 tazas de harina
1 cucharadita de polvo de hornear
1/2 cucharadita de sal
1 limón grande
1/2 taza de margarina (derretida)
1 taza de azúcar moreno
2 sustitutos de huevo
2/3 taza de leche de soja
1/2 cucharadita de vainilla

1/4 taza de azúcar en polvo

Preparación
Precaliente el horno a 350° F.

Mezclar los ingredientes secos (excepto los azúcares). Ralle finamente la cáscara de limón y revuélvala. Para el glaseado, exprima el jugo de los limones en un tazón pequeño, mezcle con el azúcar en polvo y déjelo a un lado.

Mezcle la margarina y el azúcar moreno, agregue sustitutos de huevo y agregue harina y leche de soya. Añadir la vainilla y mezclar bien. Vierta la mezcla en un molde para pan engrasado y hornee a 350° F durante una hora.

Deje enfriar durante al menos 20 minutos, colóquelo en una rejilla para enfriar y rocíe con esmalte de repostería.

Pastel helado de Chocolate y Frambuesas

Ingredientes

1 1/2 tazas de harina
1/3 taza de cacao en polvo sin azúcar
1/2 cucharadita de bicarbonato de sodio
1/2 cucharadita de sal marina
1 taza de azúcar moreno
1/2 taza de aceite de semilla de uva
1 taza de café frío enfriado
2 cucharaditas de extracto de vainilla
2 cucharadas de vinagre de manzana
Chocolate Frosting de Frambuesa
2 onzas de chocolate negro sin azúcar
1/4 taza de frambuesas frescas, en puré
3 cucharadas de agua
1 cucharadita de extracto de vainilla
1 taza de confitería (azúcar glas)
Cubrir sobre el glaseado
1 taza de frambuesas frescas
½ taza de chips de chocolate no lácteos

Preparación

Precaliente el horno a 375 ° F. Unte el aceite de coco en una fuente para hornear para evitar que se pegue.

Tamizar la harina, el cacao, el bicarbonato de sodio, la sal y el azúcar. En otro tazón, combine el aceite, el café y la vainilla. Vierta el líquido en seco y mezcle hasta que esté suave.

Agregue el vinagre y revuelva brevemente; El bicarbonato de sodio comenzará a reaccionar con el vinagre. Vierta rápidamente la masa en el molde preparado.

Hornear durante 25 a 30 minutos. Permita que la torta se enfríe un poco antes de agregar el glaseado.

Crema:
En una cacerola pesada, derrita el chocolate a fuego medio o bajo. Una vez que esté completamente derretido, retire del fuego y agregue las frambuesas, el agua y la vainilla. Agregue el azúcar de los confiteros. Difundir el glaseado sobre pastel enfriado.

Enfríe con las frambuesas enteras y espolvoree trocitos de chocolate sin lácteos sobre la torta.

Galletas de Melaza

Ingredientes
3/4 taza de harina
1/2 taza de azúcar
2 tazas de avena
1/2 cucharadita de bicarbonato de sodio
1/2 cucharadita de polvo de hornear
1/2 cucharadita de sal
1/3 taza de compota de manzana
1/4 taza de jarabe de arce
1/4 taza de melaza
1 cucharada de vainilla
Sustituto de huevo equivalente a 1 huevo
1 - 1 1/2 tazas de albaricoques secos picados
1/2 taza de coco rallado
1 cucharada de aceite vegetal

Preparación
Precaliente el horno a 350° F. Combine la harina, la avena, el azúcar, el bicarbonato de sodio, el polvo de hornear y la sal. Mezclar bien.

En un tazón separado, combine el puré de

manzana, el almíbar, la melaza, la vainilla y el huevo. Añadir una cucharada de aceite.

Combine los ingredientes húmedos y secos y agregue los albaricoques y el coco también.

Deje caer cucharadas en una bandeja de galletas engrasada, aplanando ligeramente. Hornear 15-20 minutos hasta que esté firme.

www.ingramcontent.com/pod-product-compliance
Lightning Source LLC
LaVergne TN
LVHW012001070526
838202LV00054B/4992